DÉTAILS DU PROPRIÉTAIRE

Nom:

Adresse e-mail:

Téléphone:

Personne à contacter en cas d'urgence:

DÉTAILS DU JOURNAL DE BORD

Date de début du journal :

Date de fin du journal :

Objectifs pour aujourd'hui _____ (L) (M) (M) (J) (V) (S) (D)

Groupe musculaire _____ Lester _____ Date / Heure _____

Extensible ◯ Réchauffer _____

L'entraînement en force

Exercer	Ensemble	1	2	3	4	5	6	7
	Répétitions							
	Lester							
	Répétitions							
	Lester							
	Répétitions							
	Lester							
	Répétitions							
	Lester							
	Répétitions							
	Lester							
	Répétitions							
	Lester							
	Répétitions							
	Lester							
	Répétitions							
	Lester							

Cardio

Exercer	Calories	Distance	Temps

Prise d'eau _____

Refroidir _____

Sentiment ☆☆☆☆☆

Remarques

Objectifs pour aujourd'hui _____   (L) (M) (M) (J) (V) (S) (D)

Groupe musculaire _____   Lester _____   Date / Heure _____

Extensible ◯ Réchauffer _____

L'entraînement en force

Exercer	Ensemble	1	2	3	4	5	6	7
	Répétitions							
	Lester							
	Répétitions							
	Lester							
	Répétitions							
	Lester							
	Répétitions							
	Lester							
	Répétitions							
	Lester							
	Répétitions							
	Lester							
	Répétitions							
	Lester							
	Répétitions							
	Lester							

Cardio

Exercer	Calories	Distance	Temps

Prise d'eau _____

Refroidir _____

Sentiment ☆☆☆☆☆

Remarques

Objectifs pour aujourd'hui _____   Ⓛ Ⓜ Ⓜ Ⓙ Ⓥ Ⓢ Ⓓ

Groupe musculaire _____ Lester _____ Date / Heure _____

Extensible ◯ Réchauffer _____

L'entraînement en force

Exercer	Ensemble	1	2	3	4	5	6	7
	Répétitions							
	Lester							
	Répétitions							
	Lester							
	Répétitions							
	Lester							
	Répétitions							
	Lester							
	Répétitions							
	Lester							
	Répétitions							
	Lester							
	Répétitions							
	Lester							
	Répétitions							
	Lester							

Cardio

Exercer

	Calories	Distance	Temps

Prise d'eau _____

Refroidir _____

Sentiment ☆☆☆☆☆

Remarques

Objectifs pour aujourd'hui _____ Ⓛ Ⓜ Ⓜ Ⓙ Ⓥ Ⓢ Ⓓ

Groupe musculaire _____ Lester _____ Date / _____

Extensible ◯ Réchauffer _____ Heure

L'entraînement en force

Exercer	Ensemble	1	2	3	4	5	6	7
	Répétitions							
	Lester							
	Répétitions							
	Lester							
	Répétitions							
	Lester							
	Répétitions							
	Lester							
	Répétitions							
	Lester							
	Répétitions							
	Lester							
	Répétitions							
	Lester							
	Répétitions							
	Lester							

Cardio

Exercer	Calories	Distance	Temps

Prise d'eau _____

Refroidir _____

Sentiment ☆☆☆☆☆

Remarques

Objectifs pour aujourd'hui _____   Ⓛ Ⓜ Ⓜ Ⓙ Ⓥ Ⓢ Ⓓ

Groupe musculaire _____   Lester _____   Date / Heure _____

Extensible ⃝ Réchauffer _____

L'entraînement en force

Exercer	Ensemble	1	2	3	4	5	6	7
	Répétitions							
	Lester							
	Répétitions							
	Lester							
	Répétitions							
	Lester							
	Répétitions							
	Lester							
	Répétitions							
	Lester							
	Répétitions							
	Lester							
	Répétitions							
	Lester							
	Répétitions							
	Lester							

Cardio

Exercer	Calories	Distance	Temps

Prise d'eau _____

Refroidir _____

Sentiment ☆☆☆☆☆

Remarques

Objectifs pour aujourd'hui _____   Ⓛ Ⓜ Ⓜ Ⓙ Ⓥ Ⓢ Ⓓ

Groupe musculaire _____ Lester _____ Date / Heure _____

Extensible ◯ Réchauffer _____

L'entraînement en force

Exercer	Ensemble	1	2	3	4	5	6	7
	Répétitions							
	Lester							
	Répétitions							
	Lester							
	Répétitions							
	Lester							
	Répétitions							
	Lester							
	Répétitions							
	Lester							
	Répétitions							
	Lester							
	Répétitions							
	Lester							
	Répétitions							
	Lester							

Cardio

Exercer	Calories	Distance	Temps
_____			
_____			
_____			
_____			

Prise d'eau _____

Refroidir _____

Sentiment ☆☆☆☆☆

Remarques

Objectifs pour aujourd'hui _____   (L) (M) (M) (J) (V) (S) (D)

Groupe musculaire _____ Lester _____ Date / Heure _____

Extensible ◯ Réchauffer _____

L'entraînement en force

Exercer	Ensemble	1	2	3	4	5	6	7
	Répétitions							
	Lester							
	Répétitions							
	Lester							
	Répétitions							
	Lester							
	Répétitions							
	Lester							
	Répétitions							
	Lester							
	Répétitions							
	Lester							
	Répétitions							
	Lester							
	Répétitions							
	Lester							

Cardio

Exercer	Calories	Distance	Temps

Prise d'eau _____

Refroidir _____

Sentiment ☆☆☆☆☆

Remarques

Objectifs pour aujourd'hui _____   Ⓛ Ⓜ Ⓜ Ⓙ Ⓥ Ⓢ Ⓓ

Groupe musculaire _____ Lester _____ Date / Heure _____

Extensible ◯ Réchauffer _____

L'entraînement en force

Exercer	Ensemble	1	2	3	4	5	6	7
	Répétitions							
	Lester							
	Répétitions							
	Lester							
	Répétitions							
	Lester							
	Répétitions							
	Lester							
	Répétitions							
	Lester							
	Répétitions							
	Lester							
	Répétitions							
	Lester							
	Répétitions							
	Lester							

Cardio

Exercer	Calories	Distance	Temps

Prise d'eau _____

Refroidir _____

Sentiment ☆☆☆☆☆

Remarques

Objectifs pour aujourd'hui _____   (L) (M) (M) (J) (V) (S) (D)

Groupe musculaire _____   Lester _____   Date / Heure _____

Extensible ○ Réchauffer _____

L'entraînement en force

Exercer	Ensemble	1	2	3	4	5	6	7
	Répétitions							
	Lester							
	Répétitions							
	Lester							
	Répétitions							
	Lester							
	Répétitions							
	Lester							
	Répétitions							
	Lester							
	Répétitions							
	Lester							
	Répétitions							
	Lester							
	Répétitions							
	Lester							

Cardio

Exercer	Calories	Distance	Temps

Prise d'eau _____

Refroidir _____

Sentiment ☆☆☆☆☆

Remarques

Objectifs pour aujourd'hui _____ (L) (M) (M) (J) (V) (S) (D)

Groupe musculaire _____ Lester _____ Date / Heure _____

Extensible ◯ Réchauffer _____

L'entraînement en force

Exercer	Ensemble	1	2	3	4	5	6	7
	Répétitions							
	Lester							
	Répétitions							
	Lester							
	Répétitions							
	Lester							
	Répétitions							
	Lester							
	Répétitions							
	Lester							
	Répétitions							
	Lester							
	Répétitions							
	Lester							
	Répétitions							
	Lester							

Cardio

Exercer	Calories	Distance	Temps
_____			
_____			
_____			
_____			

Prise d'eau _____

Refroidir _____

Sentiment ☆☆☆☆☆

Remarques

Objectifs pour aujourd'hui _____   (L) (M) (M) (J) (V) (S) (D)

Groupe musculaire _____ Lester _____ Date / Heure _____

Extensible ◯ Réchauffer _____

L'entraînement en force

Exercer	Ensemble	1	2	3	4	5	6	7
	Répétitions							
	Lester							
	Répétitions							
	Lester							
	Répétitions							
	Lester							
	Répétitions							
	Lester							
	Répétitions							
	Lester							
	Répétitions							
	Lester							
	Répétitions							
	Lester							
	Répétitions							
	Lester							

Cardio

Exercer	Calories	Distance	Temps

Prise d'eau _____

Refroidir _____

Sentiment ☆☆☆☆☆

Remarques

Objectifs pour aujourd'hui _____   Ⓛ Ⓜ Ⓜ Ⓙ Ⓥ Ⓢ Ⓓ

Groupe musculaire _____   Lester _____   Date / Heure _____

Extensible ◯ Réchauffer _____

L'entraînement en force

Exercer	Ensemble	1	2	3	4	5	6	7
	Répétitions							
	Lester							
	Répétitions							
	Lester							
	Répétitions							
	Lester							
	Répétitions							
	Lester							
	Répétitions							
	Lester							
	Répétitions							
	Lester							
	Répétitions							
	Lester							
	Répétitions							
	Lester							

Cardio

Exercer	Calories	Distance	Temps

Prise d'eau _____

Refroidir _____

Sentiment ☆☆☆☆☆

Remarques

Objectifs pour aujourd'hui _____ (L) (M) (M) (J) (V) (S) (D)

Groupe musculaire _____ Lester _____ Date / Heure _____

Extensible ◯ Réchauffer _____

L'entraînement en force

Exercer	Ensemble	1	2	3	4	5	6	7
	Répétitions							
	Lester							
	Répétitions							
	Lester							
	Répétitions							
	Lester							
	Répétitions							
	Lester							
	Répétitions							
	Lester							
	Répétitions							
	Lester							
	Répétitions							
	Lester							
	Répétitions							
	Lester							

Cardio

Exercer	Calories	Distance	Temps

Prise d'eau _____

Refroidir _____

Sentiment ☆☆☆☆☆

Remarques

Objectifs pour aujourd'hui _____   Ⓛ Ⓜ Ⓜ Ⓙ Ⓥ Ⓢ Ⓓ

Groupe musculaire _____ Lester _____ Date / Heure _____

Extensible ◯ Réchauffer _____

L'entraînement en force

Exercer	Ensemble	1	2	3	4	5	6	7
	Répétitions							
	Lester							
	Répétitions							
	Lester							
	Répétitions							
	Lester							
	Répétitions							
	Lester							
	Répétitions							
	Lester							
	Répétitions							
	Lester							
	Répétitions							
	Lester							
	Répétitions							
	Lester							

Cardio

Exercer	Calories	Distance	Temps

Prise d'eau _____

Refroidir _____

Sentiment ☆☆☆☆☆

Remarques

Objectifs pour aujourd'hui _____   Ⓛ Ⓜ Ⓜ Ⓙ Ⓥ Ⓢ Ⓓ

Groupe musculaire _____   Lester _____   Date / Heure _____

Extensible ○ Réchauffer _____

L'entraînement en force

Exercer	Ensemble	1	2	3	4	5	6	7
	Répétitions							
	Lester							
	Répétitions							
	Lester							
	Répétitions							
	Lester							
	Répétitions							
	Lester							
	Répétitions							
	Lester							
	Répétitions							
	Lester							
	Répétitions							
	Lester							
	Répétitions							
	Lester							

Cardio

Exercer	Calories	Distance	Temps

Prise d'eau _____

Refroidir _____

Sentiment ☆☆☆☆☆

Remarques

Objectifs pour aujourd'hui _____   (L) (M) (M) (J) (V) (S) (D)

Groupe musculaire _____   Lester _____   Date / Heure _____

Extensible ◯ Réchauffer _____

L'entraînement en force

Exercer	Ensemble	1	2	3	4	5	6	7
	Répétitions							
	Lester							
	Répétitions							
	Lester							
	Répétitions							
	Lester							
	Répétitions							
	Lester							
	Répétitions							
	Lester							
	Répétitions							
	Lester							
	Répétitions							
	Lester							
	Répétitions							
	Lester							

Cardio

Exercer	Calories	Distance	Temps

Prise d'eau _____

Refroidir _____

Sentiment ☆☆☆☆☆

Remarques

Objectifs pour aujourd'hui _____ Ⓛ Ⓜ Ⓜ Ⓙ Ⓥ Ⓢ Ⓓ

Groupe musculaire _____ Lester _____ Date / Heure _____

Extensible ○ Réchauffer _____

L'entraînement en force

Exercer	Ensemble	1	2	3	4	5	6	7
	Répétitions							
	Lester							
	Répétitions							
	Lester							
	Répétitions							
	Lester							
	Répétitions							
	Lester							
	Répétitions							
	Lester							
	Répétitions							
	Lester							
	Répétitions							
	Lester							
	Répétitions							
	Lester							

Cardio

Exercer	Calories	Distance	Temps

Prise d'eau _____

Refroidir _____

Sentiment ☆☆☆☆☆

Remarques

Objectifs pour aujourd'hui _____   (L) (M) (M) (J) (V) (S) (D)

Groupe musculaire _____ Lester _____ Date / Heure _____

Extensible ◯ Réchauffer _____

L'entraînement en force

Exercer	Ensemble	1	2	3	4	5	6	7
	Répétitions							
	Lester							
	Répétitions							
	Lester							
	Répétitions							
	Lester							
	Répétitions							
	Lester							
	Répétitions							
	Lester							
	Répétitions							
	Lester							
	Répétitions							
	Lester							
	Répétitions							
	Lester							

Cardio

Exercer	Calories	Distance	Temps

Prise d'eau _____

Refroidir _____

Sentiment ☆☆☆☆☆

Remarques

Objectifs pour aujourd'hui _____   Ⓛ Ⓜ Ⓜ Ⓙ Ⓥ Ⓢ Ⓓ

Groupe musculaire _____ Lester _____   Date / Heure _____

Extensible ◯ Réchauffer _____

L'entraînement en force

Exercer	Ensemble	1	2	3	4	5	6	7
	Répétitions							
	Lester							
	Répétitions							
	Lester							
	Répétitions							
	Lester							
	Répétitions							
	Lester							
	Répétitions							
	Lester							
	Répétitions							
	Lester							
	Répétitions							
	Lester							
	Répétitions							
	Lester							

Cardio

Exercer	Calories	Distance	Temps

Prise d'eau _____

Refroidir _____

Sentiment ☆☆☆☆☆

Remarques

Objectifs pour aujourd'hui _____   Ⓛ Ⓜ Ⓜ Ⓙ Ⓥ Ⓢ Ⓓ

Groupe musculaire _____ Lester _____ Date / Heure _____

Extensible ◯ Réchauffer _____

L'entraînement en force

Exercer	Ensemble	1	2	3	4	5	6	7
	Répétitions							
	Lester							
	Répétitions							
	Lester							
	Répétitions							
	Lester							
	Répétitions							
	Lester							
	Répétitions							
	Lester							
	Répétitions							
	Lester							
	Répétitions							
	Lester							
	Répétitions							
	Lester							

Cardio

Exercer	Calories	Distance	Temps

Prise d'eau _____

Refroidir _____

Sentiment ☆☆☆☆☆

Remarques

Objectifs pour aujourd'hui _____   Ⓛ Ⓜ Ⓜ Ⓙ Ⓥ Ⓢ Ⓓ

Groupe musculaire _____ Lester _____ Date / _____
Heure

Extensible ◯ Réchauffer _____

L'entraînement en force

Exercer	Ensemble	1	2	3	4	5	6	7
	Répétitions							
	Lester							
	Répétitions							
	Lester							
	Répétitions							
	Lester							
	Répétitions							
	Lester							
	Répétitions							
	Lester							
	Répétitions							
	Lester							
	Répétitions							
	Lester							
	Répétitions							
	Lester							

Cardio

Exercer	Calories	Distance	Temps

Prise d'eau _____

Refroidir _____

Sentiment ☆☆☆☆☆

Remarques

Objectifs pour aujourd'hui _____   Ⓛ Ⓜ Ⓜ Ⓙ Ⓥ Ⓢ Ⓓ

Groupe musculaire _____   Lester _____   Date / Heure _____

Extensible ◯ Réchauffer _____

L'entraînement en force

Exercer	Ensemble	1	2	3	4	5	6	7
	Répétitions							
	Lester							
	Répétitions							
	Lester							
	Répétitions							
	Lester							
	Répétitions							
	Lester							
	Répétitions							
	Lester							
	Répétitions							
	Lester							
	Répétitions							
	Lester							
	Répétitions							
	Lester							

Cardio

Exercer	Calories	Distance	Temps

Prise d'eau _____

Refroidir _____

Sentiment ☆☆☆☆☆

Remarques

Objectifs pour aujourd'hui _____   Ⓛ Ⓜ Ⓜ Ⓙ Ⓥ Ⓢ Ⓓ

Groupe musculaire _____ Lester _____ Date / Heure _____

Extensible ◯ Réchauffer _____

L'entraînement en force

Exercer	Ensemble	1	2	3	4	5	6	7
	Répétitions							
	Lester							
	Répétitions							
	Lester							
	Répétitions							
	Lester							
	Répétitions							
	Lester							
	Répétitions							
	Lester							
	Répétitions							
	Lester							
	Répétitions							
	Lester							
	Répétitions							
	Lester							

Cardio

Exercer	Calories	Distance	Temps

Prise d'eau _____

Refroidir _____

Sentiment ☆☆☆☆☆

Remarques

Objectifs pour aujourd'hui _____ Ⓛ Ⓜ Ⓜ Ⓙ Ⓥ Ⓢ Ⓓ

Groupe musculaire _____ Lester _____ Date / Heure _____

Extensible ○ Réchauffer _____

L'entraînement en force

Exercer	Ensemble	1	2	3	4	5	6	7
	Répétitions							
	Lester							
	Répétitions							
	Lester							
	Répétitions							
	Lester							
	Répétitions							
	Lester							
	Répétitions							
	Lester							
	Répétitions							
	Lester							
	Répétitions							
	Lester							
	Répétitions							
	Lester							

Cardio

Exercer	Calories	Distance	Temps

Prise d'eau _____

Refroidir _____

Sentiment ☆☆☆☆☆

Remarques

Objectifs pour aujourd'hui _____   Ⓛ Ⓜ Ⓜ Ⓙ Ⓥ Ⓢ Ⓓ

Groupe musculaire _____ Lester _____ Date / Heure _____

Extensible ◯ Réchauffer _____

L'entraînement en force

Exercer	Ensemble	1	2	3	4	5	6	7
	Répétitions							
	Lester							
	Répétitions							
	Lester							
	Répétitions							
	Lester							
	Répétitions							
	Lester							
	Répétitions							
	Lester							
	Répétitions							
	Lester							
	Répétitions							
	Lester							
	Répétitions							
	Lester							

Cardio

Exercer	Calories	Distance	Temps

Prise d'eau _____

Refroidir _____

Sentiment ☆☆☆☆☆

Remarques

Objectifs pour aujourd'hui _____   Ⓛ Ⓜ Ⓜ Ⓙ Ⓥ Ⓢ Ⓓ

Groupe musculaire _____   Lester _____   Date / Heure _____

Extensible ◯ Réchauffer _____

L'entraînement en force

Exercer	Ensemble	1	2	3	4	5	6	7
	Répétitions							
	Lester							
	Répétitions							
	Lester							
	Répétitions							
	Lester							
	Répétitions							
	Lester							
	Répétitions							
	Lester							
	Répétitions							
	Lester							
	Répétitions							
	Lester							
	Répétitions							
	Lester							

Cardio

Exercer	Calories	Distance	Temps

Prise d'eau _____

Refroidir _____

Sentiment ☆☆☆☆☆

Remarques

Objectifs pour aujourd'hui _____   Ⓛ Ⓜ Ⓜ Ⓙ Ⓥ Ⓢ Ⓓ

Groupe musculaire _____   Lester _____   Date / Heure _____

Extensible ◯ Réchauffer _____

L'entraînement en force

Exercer	**Ensemble**	**1**	**2**	**3**	**4**	**5**	**6**	**7**
	Répétitions							
	Lester							
	Répétitions							
	Lester							
	Répétitions							
	Lester							
	Répétitions							
	Lester							
	Répétitions							
	Lester							
	Répétitions							
	Lester							
	Répétitions							
	Lester							
	Répétitions							
	Lester							

Cardio

Exercer	Calories	Distance	Temps

Prise d'eau _____

Refroidir _____

Sentiment ☆☆☆☆☆

Remarques

Objectifs pour aujourd'hui _____   Ⓛ Ⓜ Ⓜ Ⓙ Ⓥ Ⓢ Ⓓ

Groupe musculaire _____ **Lester** _____ **Date / Heure** _____

Extensible ◯ **Réchauffer** _____

L'entraînement en force

Exercer	Ensemble	1	2	3	4	5	6	7
	Répétitions							
	Lester							
	Répétitions							
	Lester							
	Répétitions							
	Lester							
	Répétitions							
	Lester							
	Répétitions							
	Lester							
	Répétitions							
	Lester							
	Répétitions							
	Lester							
	Répétitions							
	Lester							

Cardio

Exercer	Calories	Distance	Temps

Prise d'eau _____

Refroidir _____

Sentiment ☆☆☆☆☆

Remarques

Objectifs pour aujourd'hui _____ Ⓛ Ⓜ Ⓜ Ⓙ Ⓥ Ⓢ Ⓓ

Groupe musculaire _____ Lester _____ Date / Heure _____

Extensible ◯ Réchauffer _____

L'entraînement en force

Exercer	Ensemble	1	2	3	4	5	6	7
	Répétitions							
	Lester							
	Répétitions							
	Lester							
	Répétitions							
	Lester							
	Répétitions							
	Lester							
	Répétitions							
	Lester							
	Répétitions							
	Lester							
	Répétitions							
	Lester							
	Répétitions							
	Lester							

Cardio

Exercer

	Calories	Distance	Temps

Prise d'eau _____

Refroidir _____

Sentiment ☆☆☆☆☆

Remarques

Objectifs pour aujourd'hui _____   Ⓛ Ⓜ Ⓜ Ⓙ Ⓥ Ⓢ Ⓓ

Groupe musculaire _____   Lester _____   Date / Heure _____

Extensible ◯ Réchauffer _____

L'entraînement en force

Exercer	Ensemble	1	2	3	4	5	6	7
	Répétitions							
	Lester							
	Répétitions							
	Lester							
	Répétitions							
	Lester							
	Répétitions							
	Lester							
	Répétitions							
	Lester							
	Répétitions							
	Lester							
	Répétitions							
	Lester							
	Répétitions							
	Lester							

Cardio

Exercer	Calories	Distance	Temps

Prise d'eau _____

Refroidir _____

Sentiment ☆☆☆☆☆

Remarques

Objectifs pour aujourd'hui _____ Ⓛ Ⓜ Ⓜ Ⓙ Ⓥ Ⓢ Ⓓ

Groupe musculaire _____ Lester _____ Date / Heure _____

Extensible ◯ Réchauffer _____

L'entraînement en force

Exercer	Ensemble	1	2	3	4	5	6	7
	Répétitions							
	Lester							
	Répétitions							
	Lester							
	Répétitions							
	Lester							
	Répétitions							
	Lester							
	Répétitions							
	Lester							
	Répétitions							
	Lester							
	Répétitions							
	Lester							
	Répétitions							
	Lester							

Cardio

Exercer	Calories	Distance	Temps

Prise d'eau _____

Refroidir _____

Sentiment ☆☆☆☆☆

Remarques

Objectifs pour aujourd'hui _____   (L) (M) (M) (J) (V) (S) (D)

Groupe musculaire _____   Lester _____   Date / _____
Heure
Extensible ○ Réchauffer _____

L'entraînement en force

Exercer	Ensemble	1	2	3	4	5	6	7
	Répétitions							
	Lester							
	Répétitions							
	Lester							
	Répétitions							
	Lester							
	Répétitions							
	Lester							
	Répétitions							
	Lester							
	Répétitions							
	Lester							
	Répétitions							
	Lester							
	Répétitions							
	Lester							

Cardio

Exercer	Calories	Distance	Temps

Prise d'eau _____

Refroidir _____

Sentiment ☆☆☆☆☆

Remarques

Objectifs pour aujourd'hui _____   (L) (M) (M) (J) (V) (S) (D)

Groupe musculaire _____   Lester _____   Date / _____
Heure

Extensible ◯ Réchauffer _____

L'entraînement en force

Exercer	Ensemble	1	2	3	4	5	6	7
	Répétitions							
	Lester							
	Répétitions							
	Lester							
	Répétitions							
	Lester							
	Répétitions							
	Lester							
	Répétitions							
	Lester							
	Répétitions							
	Lester							
	Répétitions							
	Lester							
	Répétitions							
	Lester							

Cardio

Exercer	Calories	Distance	Temps

Prise d'eau _____

Refroidir _____

Sentiment ☆☆☆☆☆

Remarques

Objectifs pour aujourd'hui _____   (L) (M) (M) (J) (V) (S) (D)

Groupe musculaire _____   Lester _____   Date / Heure _____

Extensible ◯ Réchauffer _____

L'entraînement en force

Exercer	Ensemble	1	2	3	4	5	6	7
	Répétitions							
	Lester							
	Répétitions							
	Lester							
	Répétitions							
	Lester							
	Répétitions							
	Lester							
	Répétitions							
	Lester							
	Répétitions							
	Lester							
	Répétitions							
	Lester							
	Répétitions							
	Lester							

Cardio

Exercer	Calories	Distance	Temps

Prise d'eau _____

Refroidir _____

Sentiment ☆☆☆☆☆

Remarques

Objectifs pour aujourd'hui _____   Ⓛ Ⓜ Ⓜ Ⓙ Ⓥ Ⓢ Ⓓ

Groupe musculaire _____   Lester _____   Date / Heure _____

Extensible ○ Réchauffer _____

L'entraînement en force

	Exercer	Ensemble	1	2	3	4	5	6	7
		Répétitions							
		Lester							
		Répétitions							
		Lester							
		Répétitions							
		Lester							
		Répétitions							
		Lester							
		Répétitions							
		Lester							
		Répétitions							
		Lester							
		Répétitions							
		Lester							
		Répétitions							
		Lester							

Cardio

Exercer	Calories	Distance	Temps

Prise d'eau _____

Refroidir _____

Sentiment ☆☆☆☆☆

Remarques

Objectifs pour aujourd'hui _____   Ⓛ Ⓜ Ⓜ Ⓙ Ⓥ Ⓢ Ⓓ

Groupe musculaire _____ Lester _____ Date / Heure _____

Extensible ◯ Réchauffer _____

L'entraînement en force

Exercer	Ensemble	1	2	3	4	5	6	7
	Répétitions							
	Lester							
	Répétitions							
	Lester							
	Répétitions							
	Lester							
	Répétitions							
	Lester							
	Répétitions							
	Lester							
	Répétitions							
	Lester							
	Répétitions							
	Lester							
	Répétitions							
	Lester							

Cardio

Exercer	Calories	Distance	Temps

Prise d'eau _____

Refroidir _____

Sentiment ☆☆☆☆☆

Remarques

Objectifs pour aujourd'hui _____ (L) (M) (M) (J) (V) (S) (D)

Groupe musculaire _____ Lester _____ Date / Heure _____

Extensible ◯ Réchauffer _____

L'entraînement en force

Exercer	Ensemble	1	2	3	4	5	6	7
	Répétitions							
	Lester							
	Répétitions							
	Lester							
	Répétitions							
	Lester							
	Répétitions							
	Lester							
	Répétitions							
	Lester							
	Répétitions							
	Lester							
	Répétitions							
	Lester							
	Répétitions							
	Lester							

Cardio

Exercer	Calories	Distance	Temps

Prise d'eau _____

Refroidir _____

Sentiment ☆☆☆☆☆

Remarques

Objectifs pour aujourd'hui _____ Ⓛ Ⓜ Ⓜ Ⓙ Ⓥ Ⓢ Ⓓ

Groupe musculaire _____ Lester _____ Date / Heure _____

Extensible ◯ Réchauffer _____

L'entraînement en force

Exercer	Ensemble	1	2	3	4	5	6	7
	Répétitions							
	Lester							
	Répétitions							
	Lester							
	Répétitions							
	Lester							
	Répétitions							
	Lester							
	Répétitions							
	Lester							
	Répétitions							
	Lester							
	Répétitions							
	Lester							
	Répétitions							
	Lester							

Cardio

Exercer	Calories	Distance	Temps

Prise d'eau _____

Refroidir _____

Sentiment ☆☆☆☆☆

Remarques

Objectifs pour aujourd'hui _____   (L) (M) (M) (J) (V) (S) (D)

Groupe musculaire _____ Lester _____   Date / Heure _____

Extensible ○ Réchauffer _____

L'entraînement en force

Exercer	Ensemble	1	2	3	4	5	6	7
	Répétitions							
	Lester							
	Répétitions							
	Lester							
	Répétitions							
	Lester							
	Répétitions							
	Lester							
	Répétitions							
	Lester							
	Répétitions							
	Lester							
	Répétitions							
	Lester							
	Répétitions							
	Lester							

Cardio

Exercer	Calories	Distance	Temps

Prise d'eau _____

Refroidir _____

Sentiment ☆☆☆☆☆

Remarques

Objectifs pour aujourd'hui _____ Ⓛ Ⓜ Ⓜ Ⓙ Ⓥ Ⓢ Ⓓ

Groupe musculaire _____ Lester _____ Date / Heure _____

Extensible ◯ Réchauffer _____

L'entraînement en force

Exercer	Ensemble	1	2	3	4	5	6	7
	Répétitions							
	Lester							
	Répétitions							
	Lester							
	Répétitions							
	Lester							
	Répétitions							
	Lester							
	Répétitions							
	Lester							
	Répétitions							
	Lester							
	Répétitions							
	Lester							
	Répétitions							
	Lester							

Cardio

Exercer	Calories	Distance	Temps

Prise d'eau _____

Refroidir _____

Sentiment ☆☆☆☆☆

Remarques

Objectifs pour aujourd'hui _____ Ⓛ Ⓜ Ⓜ Ⓙ Ⓥ Ⓢ Ⓓ

Groupe musculaire _____ Lester _____ Date / Heure _____

Extensible ◯ Réchauffer _____

L'entraînement en force

Exercer	Ensemble	1	2	3	4	5	6	7
	Répétitions							
	Lester							
	Répétitions							
	Lester							
	Répétitions							
	Lester							
	Répétitions							
	Lester							
	Répétitions							
	Lester							
	Répétitions							
	Lester							
	Répétitions							
	Lester							
	Répétitions							
	Lester							

Cardio

Exercer	Calories	Distance	Temps

Prise d'eau _____

Refroidir _____

Sentiment ☆☆☆☆☆

Remarques

Objectifs pour aujourd'hui _____   Ⓛ Ⓜ Ⓜ Ⓙ Ⓥ Ⓢ Ⓓ

Groupe musculaire _____   Lester _____   Date / Heure _____

Extensible ◯ Réchauffer _____

L'entraînement en force

Exercer	Ensemble	1	2	3	4	5	6	7
	Répétitions							
	Lester							
	Répétitions							
	Lester							
	Répétitions							
	Lester							
	Répétitions							
	Lester							
	Répétitions							
	Lester							
	Répétitions							
	Lester							
	Répétitions							
	Lester							
	Répétitions							
	Lester							

Cardio

Exercer	Calories	Distance	Temps

Prise d'eau _____

Refroidir _____

Sentiment ☆☆☆☆☆

Remarques

Objectifs pour aujourd'hui _____   Ⓛ Ⓜ Ⓜ Ⓙ Ⓥ Ⓢ Ⓓ

Groupe musculaire _____ Lester _____ Date / Heure _____

Extensible ◯ Réchauffer _____

L'entraînement en force

Exercer	Ensemble	1	2	3	4	5	6	7
	Répétitions							
	Lester							
	Répétitions							
	Lester							
	Répétitions							
	Lester							
	Répétitions							
	Lester							
	Répétitions							
	Lester							
	Répétitions							
	Lester							
	Répétitions							
	Lester							
	Répétitions							
	Lester							

Cardio

Exercer	Calories	Distance	Temps

Prise d'eau _____

Refroidir _____

Sentiment ☆☆☆☆☆

Remarques

Objectifs pour aujourd'hui _____ Ⓛ Ⓜ Ⓜ Ⓙ Ⓥ Ⓢ Ⓓ

Groupe musculaire _____ Lester _____ Date / Heure _____

Extensible ◯ Réchauffer _____

L'entraînement en force

Exercer	Ensemble	1	2	3	4	5	6	7
	Répétitions							
	Lester							
	Répétitions							
	Lester							
	Répétitions							
	Lester							
	Répétitions							
	Lester							
	Répétitions							
	Lester							
	Répétitions							
	Lester							
	Répétitions							
	Lester							
	Répétitions							
	Lester							

Cardio

Exercer	Calories	Distance	Temps

Prise d'eau _____

Refroidir _____

Sentiment ☆☆☆☆☆

Remarques

Objectifs pour aujourd'hui _____   (L) (M) (M) (J) (V) (S) (D)

Groupe musculaire _____ Lester _____ Date / _____
Heure

Extensible ◯ Réchauffer _____

L'entraînement en force

Exercer	Ensemble	1	2	3	4	5	6	7
	Répétitions							
	Lester							
	Répétitions							
	Lester							
	Répétitions							
	Lester							
	Répétitions							
	Lester							
	Répétitions							
	Lester							
	Répétitions							
	Lester							
	Répétitions							
	Lester							
	Répétitions							
	Lester							

Cardio

Exercer	Calories	Distance	Temps

Prise d'eau _____

Refroidir _____

Sentiment ☆☆☆☆☆

Remarques

Objectifs pour aujourd'hui _____   Ⓛ Ⓜ Ⓜ Ⓙ Ⓥ Ⓢ Ⓓ

Groupe musculaire _____ Lester _____ Date / Heure _____

Extensible ◯ Réchauffer _____

L'entraînement en force

Exercer	Ensemble	1	2	3	4	5	6	7
	Répétitions							
	Lester							
	Répétitions							
	Lester							
	Répétitions							
	Lester							
	Répétitions							
	Lester							
	Répétitions							
	Lester							
	Répétitions							
	Lester							
	Répétitions							
	Lester							
	Répétitions							
	Lester							

Cardio

Exercer	Calories	Distance	Temps

Prise d'eau _____

Refroidir _____

Sentiment ☆☆☆☆☆

Remarques

Objectifs pour aujourd'hui _____   Ⓛ Ⓜ Ⓜ Ⓙ Ⓥ Ⓢ Ⓓ

Groupe musculaire _____   Lester _____   Date / Heure _____

Extensible ◯ Réchauffer _____

L'entraînement en force

Exercer	Ensemble	1	2	3	4	5	6	7
	Répétitions							
	Lester							
	Répétitions							
	Lester							
	Répétitions							
	Lester							
	Répétitions							
	Lester							
	Répétitions							
	Lester							
	Répétitions							
	Lester							
	Répétitions							
	Lester							
	Répétitions							
	Lester							

Cardio

Exercer	Calories	Distance	Temps

Prise d'eau _____

Refroidir _____

Sentiment ☆☆☆☆☆

Remarques

Objectifs pour aujourd'hui _____   Ⓛ Ⓜ Ⓜ Ⓙ Ⓥ Ⓢ Ⓓ

Groupe musculaire _____   Lester _____   Date / Heure _____

Extensible ◯ Réchauffer _____

L'entraînement en force

Exercer	Ensemble	1	2	3	4	5	6	7
	Répétitions							
	Lester							
	Répétitions							
	Lester							
	Répétitions							
	Lester							
	Répétitions							
	Lester							
	Répétitions							
	Lester							
	Répétitions							
	Lester							
	Répétitions							
	Lester							
	Répétitions							
	Lester							

Cardio

Exercer	Calories	Distance	Temps

Prise d'eau _____

Refroidir _____

Sentiment ☆☆☆☆☆

Remarques

Objectifs pour aujourd'hui _____   Ⓛ Ⓜ Ⓜ Ⓙ Ⓥ Ⓢ Ⓓ

Groupe musculaire _____ Lester _____ Date / Heure _____

Extensible ◯ Réchauffer _____

L'entraînement en force

Exercer	Ensemble	1	2	3	4	5	6	7
	Répétitions							
	Lester							
	Répétitions							
	Lester							
	Répétitions							
	Lester							
	Répétitions							
	Lester							
	Répétitions							
	Lester							
	Répétitions							
	Lester							
	Répétitions							
	Lester							
	Répétitions							
	Lester							

Cardio

Exercer	Calories	Distance	Temps

Prise d'eau _____

Refroidir _____

Sentiment ☆☆☆☆☆

Remarques

Objectifs pour aujourd'hui _____   (L) (M) (M) (J) (V) (S) (D)

Groupe musculaire _____ Lester _____ Date / Heure _____

Extensible ◯ Réchauffer _____

L'entraînement en force

Exercer	Ensemble	1	2	3	4	5	6	7
	Répétitions							
	Lester							
	Répétitions							
	Lester							
	Répétitions							
	Lester							
	Répétitions							
	Lester							
	Répétitions							
	Lester							
	Répétitions							
	Lester							
	Répétitions							
	Lester							
	Répétitions							
	Lester							

Cardio

Exercer	Calories	Distance	Temps

Prise d'eau _____

Refroidir _____

Sentiment ☆☆☆☆☆

Remarques

Objectifs pour aujourd'hui _____ (L) (M) (M) (J) (V) (S) (D)

Groupe musculaire _____ Lester _____ Date / Heure _____

Extensible ◯ Réchauffer _____

L'entraînement en force

Exercer	Ensemble	1	2	3	4	5	6	7
	Répétitions							
	Lester							
	Répétitions							
	Lester							
	Répétitions							
	Lester							
	Répétitions							
	Lester							
	Répétitions							
	Lester							
	Répétitions							
	Lester							
	Répétitions							
	Lester							
	Répétitions							
	Lester							

Cardio

Exercer	Calories	Distance	Temps
_____			
_____			
_____			
_____			

Prise d'eau _____

Refroidir _____

Sentiment ☆☆☆☆☆

Remarques

Objectifs pour aujourd'hui _____   Ⓛ Ⓜ Ⓜ Ⓙ Ⓥ Ⓢ Ⓓ

Groupe musculaire _____   Lester _____   Date / Heure _____

Extensible ◯ Réchauffer _____

L'entraînement en force

Exercer	Ensemble	1	2	3	4	5	6	7
	Répétitions							
	Lester							
	Répétitions							
	Lester							
	Répétitions							
	Lester							
	Répétitions							
	Lester							
	Répétitions							
	Lester							
	Répétitions							
	Lester							
	Répétitions							
	Lester							
	Répétitions							
	Lester							

Cardio

Exercer	Calories	Distance	Temps

Prise d'eau _____

Refroidir _____

Sentiment ☆☆☆☆☆

Remarques

Objectifs pour aujourd'hui _____ Ⓛ Ⓜ Ⓜ Ⓙ Ⓥ Ⓢ Ⓓ

Groupe musculaire _____ Lester _____ Date / Heure _____

Extensible ◯ Réchauffer _____

L'entraînement en force

Exercer	Ensemble	1	2	3	4	5	6	7
	Répétitions							
	Lester							
	Répétitions							
	Lester							
	Répétitions							
	Lester							
	Répétitions							
	Lester							
	Répétitions							
	Lester							
	Répétitions							
	Lester							
	Répétitions							
	Lester							
	Répétitions							
	Lester							

Cardio

Exercer	Calories	Distance	Temps

Prise d'eau _____

Refroidir _____

Sentiment ☆☆☆☆☆

Remarques

Objectifs pour aujourd'hui _____ Ⓛ Ⓜ Ⓜ Ⓙ Ⓥ Ⓢ Ⓓ

Groupe musculaire _____ Lester _____ Date / Heure _____

Extensible ◯ Réchauffer _____

L'entraînement en force

Exercer	Ensemble	1	2	3	4	5	6	7
	Répétitions							
	Lester							
	Répétitions							
	Lester							
	Répétitions							
	Lester							
	Répétitions							
	Lester							
	Répétitions							
	Lester							
	Répétitions							
	Lester							
	Répétitions							
	Lester							
	Répétitions							
	Lester							

Cardio

Exercer	Calories	Distance	Temps

Prise d'eau _____

Refroidir _____

Sentiment ☆☆☆☆☆

Remarques

Objectifs pour aujourd'hui _____   Ⓛ Ⓜ Ⓜ Ⓙ Ⓥ Ⓢ Ⓓ

Groupe musculaire _____   Lester _____   Date / Heure _____

Extensible ◯ Réchauffer _____

L'entraînement en force

Exercer	Ensemble	1	2	3	4	5	6	7
	Répétitions							
	Lester							
	Répétitions							
	Lester							
	Répétitions							
	Lester							
	Répétitions							
	Lester							
	Répétitions							
	Lester							
	Répétitions							
	Lester							
	Répétitions							
	Lester							
	Répétitions							
	Lester							

Cardio

Exercer	Calories	Distance	Temps

Prise d'eau _____

Refroidir _____

Sentiment ☆☆☆☆☆

Remarques

Objectifs pour aujourd'hui _____   Ⓛ Ⓜ Ⓜ Ⓙ Ⓥ Ⓢ Ⓓ

Groupe musculaire _____ Lester _____ Date / Heure _____

Extensible◯ Réchauffer _____

L'entraînement en force

Exercer	Ensemble	1	2	3	4	5	6	7
	Répétitions							
	Lester							
	Répétitions							
	Lester							
	Répétitions							
	Lester							
	Répétitions							
	Lester							
	Répétitions							
	Lester							
	Répétitions							
	Lester							
	Répétitions							
	Lester							
	Répétitions							
	Lester							

Cardio

Exercer	Calories	Distance	Temps
_____			
_____			
_____			

Prise d'eau _____

Refroidir _____

Sentiment ☆☆☆☆☆

Remarques

Objectifs pour aujourd'hui _____   (L) (M) (M) (J) (V) (S) (D)

Groupe musculaire _____   Lester _____   Date / Heure _____

Extensible ◯ Réchauffer _____

L'entraînement en force

Exercer	Ensemble	1	2	3	4	5	6	7
	Répétitions							
	Lester							
	Répétitions							
	Lester							
	Répétitions							
	Lester							
	Répétitions							
	Lester							
	Répétitions							
	Lester							
	Répétitions							
	Lester							
	Répétitions							
	Lester							
	Répétitions							
	Lester							

Cardio

Exercer	Calories	Distance	Temps

Prise d'eau _____

Refroidir _____

Sentiment ☆☆☆☆☆

Remarques

Objectifs pour aujourd'hui _____ (L) (M) (M) (J) (V) (S) (D)

Groupe musculaire _____ Lester _____ Date / Heure _____

Extensible ◯ Réchauffer _____

L'entraînement en force

Exercer	Ensemble	1	2	3	4	5	6	7
	Répétitions							
	Lester							
	Répétitions							
	Lester							
	Répétitions							
	Lester							
	Répétitions							
	Lester							
	Répétitions							
	Lester							
	Répétitions							
	Lester							
	Répétitions							
	Lester							
	Répétitions							
	Lester							

Cardio

Exercer	Calories	Distance	Temps

Prise d'eau _____

Refroidir _____

Sentiment ☆☆☆☆☆

Remarques

Objectifs pour aujourd'hui _____ (L) (M) (M) (J) (V) (S) (D)

Groupe musculaire _____ Lester _____ Date / Heure _____

Extensible ◯ Réchauffer _____

L'entraînement en force

Exercer	Ensemble	1	2	3	4	5	6	7
	Répétitions							
	Lester							
	Répétitions							
	Lester							
	Répétitions							
	Lester							
	Répétitions							
	Lester							
	Répétitions							
	Lester							
	Répétitions							
	Lester							
	Répétitions							
	Lester							
	Répétitions							
	Lester							

Cardio

Exercer	Calories	Distance	Temps

Prise d'eau _____

Refroidir _____

Sentiment ☆☆☆☆☆

Remarques

Objectifs pour aujourd'hui _____   Ⓛ Ⓜ Ⓜ Ⓙ Ⓥ Ⓢ Ⓓ

Groupe musculaire _____ Lester _____ Date / Heure _____

Extensible ◯ Réchauffer _____

L'entraînement en force

Exercer	Ensemble	1	2	3	4	5	6	7
	Répétitions							
	Lester							
	Répétitions							
	Lester							
	Répétitions							
	Lester							
	Répétitions							
	Lester							
	Répétitions							
	Lester							
	Répétitions							
	Lester							
	Répétitions							
	Lester							
	Répétitions							
	Lester							

Cardio

Exercer	Calories	Distance	Temps

Prise d'eau _____

Refroidir _____

Sentiment ☆☆☆☆☆

Remarques

Objectifs pour aujourd'hui _____   (L) (M) (M) (J) (V) (S) (D)

Groupe musculaire _____ Lester _____ Date / Heure _____

Extensible ◯ Réchauffer _____

L'entraînement en force

Exercer	Ensemble	1	2	3	4	5	6	7
	Répétitions							
	Lester							
	Répétitions							
	Lester							
	Répétitions							
	Lester							
	Répétitions							
	Lester							
	Répétitions							
	Lester							
	Répétitions							
	Lester							
	Répétitions							
	Lester							
	Répétitions							
	Lester							

Cardio

Exercer	Calories	Distance	Temps

Prise d'eau _____

Refroidir _____

Sentiment ☆☆☆☆☆

Remarques

Objectifs pour aujourd'hui _____ (L) (M) (M) (J) (V) (S) (D)

Groupe musculaire _____ Lester _____ Date / Heure _____

Extensible ◯ Réchauffer _____

L'entraînement en force

Exercer	Ensemble	1	2	3	4	5	6	7
	Répétitions							
	Lester							
	Répétitions							
	Lester							
	Répétitions							
	Lester							
	Répétitions							
	Lester							
	Répétitions							
	Lester							
	Répétitions							
	Lester							
	Répétitions							
	Lester							
	Répétitions							
	Lester							

Cardio

Exercer	Calories	Distance	Temps

Prise d'eau _____

Refroidir _____

Sentiment ☆☆☆☆☆

Remarques

Objectifs pour aujourd'hui _____ Ⓛ Ⓜ Ⓜ Ⓙ Ⓥ Ⓢ Ⓓ

Groupe musculaire _____ Lester _____ Date / Heure _____

Extensible ◯ Réchauffer

L'entraînement en force

Exercer	Ensemble	1	2	3	4	5	6	7
	Répétitions							
	Lester							
	Répétitions							
	Lester							
	Répétitions							
	Lester							
	Répétitions							
	Lester							
	Répétitions							
	Lester							
	Répétitions							
	Lester							
	Répétitions							
	Lester							
	Répétitions							
	Lester							

Cardio

Exercer	Calories	Distance	Temps

Prise d'eau _____

Refroidir _____

Sentiment ☆☆☆☆☆

Remarques

Objectifs pour aujourd'hui _____ (L) (M) (M) (J) (V) (S) (D)

Groupe musculaire _____ Lester _____ Date / Heure _____

Extensible ◯ Réchauffer _____

L'entraînement en force

Exercer	Ensemble	1	2	3	4	5	6	7
	Répétitions							
	Lester							
	Répétitions							
	Lester							
	Répétitions							
	Lester							
	Répétitions							
	Lester							
	Répétitions							
	Lester							
	Répétitions							
	Lester							
	Répétitions							
	Lester							
	Répétitions							
	Lester							

Cardio

Exercer	Calories	Distance	Temps

Prise d'eau _____

Refroidir _____

Sentiment ☆☆☆☆☆

Remarques

Objectifs pour aujourd'hui _____ (L) (M) (M) (J) (V) (S) (D)

Groupe musculaire _____ Lester _____ Date / Heure _____

Extensible ◯ Réchauffer _____

L'entraînement en force

Exercer	Ensemble	1	2	3	4	5	6	7
	Répétitions							
	Lester							
	Répétitions							
	Lester							
	Répétitions							
	Lester							
	Répétitions							
	Lester							
	Répétitions							
	Lester							
	Répétitions							
	Lester							
	Répétitions							
	Lester							
	Répétitions							
	Lester							

Cardio

Exercer	Calories	Distance	Temps

Prise d'eau _____

Refroidir _____

Sentiment ☆☆☆☆☆

Remarques

Objectifs pour aujourd'hui _____ Ⓛ Ⓜ Ⓜ Ⓙ Ⓥ Ⓢ Ⓓ

Groupe musculaire _____   Lester _____   Date / Heure _____

Extensible ◯ Réchauffer _____

L'entraînement en force

Exercer	Ensemble	1	2	3	4	5	6	7
	Répétitions							
	Lester							
	Répétitions							
	Lester							
	Répétitions							
	Lester							
	Répétitions							
	Lester							
	Répétitions							
	Lester							
	Répétitions							
	Lester							
	Répétitions							
	Lester							
	Répétitions							
	Lester							

Cardio

Exercer	Calories	Distance	Temps

Prise d'eau _____

Refroidir _____

Sentiment ☆☆☆☆☆

Remarques

Objectifs pour aujourd'hui _____ (L) (M) (M) (J) (V) (S) (D)

Groupe musculaire _____ Lester _____ Date / Heure _____

Extensible ⃝ Réchauffer _____

L'entraînement en force

Exercer	Ensemble	1	2	3	4	5	6	7
	Répétitions							
	Lester							
	Répétitions							
	Lester							
	Répétitions							
	Lester							
	Répétitions							
	Lester							
	Répétitions							
	Lester							
	Répétitions							
	Lester							
	Répétitions							
	Lester							
	Répétitions							
	Lester							

Cardio

Exercer	Calories	Distance	Temps

Prise d'eau _____

Refroidir _____

Sentiment ☆☆☆☆☆

Remarques

Objectifs pour aujourd'hui _____ Ⓛ Ⓜ Ⓜ Ⓙ Ⓥ Ⓢ Ⓓ

Groupe musculaire _____ Lester _____ Date / _____
Heure

Extensible ○ Réchauffer _____

L'entraînement en force

Exercer	Ensemble	1	2	3	4	5	6	7
	Répétitions							
	Lester							
	Répétitions							
	Lester							
	Répétitions							
	Lester							
	Répétitions							
	Lester							
	Répétitions							
	Lester							
	Répétitions							
	Lester							
	Répétitions							
	Lester							
	Répétitions							
	Lester							

Cardio

Exercer	Calories	Distance	Temps

Prise d'eau _____

Refroidir _____

Sentiment ☆☆☆☆☆

Remarques

Objectifs pour aujourd'hui _____ (L) (M) (M) (J) (V) (S) (D)

Groupe musculaire _____ Lester _____ Date / Heure _____

Extensible ◯ Réchauffer _____

L'entraînement en force

Exercer	Ensemble	1	2	3	4	5	6	7
	Répétitions							
	Lester							
	Répétitions							
	Lester							
	Répétitions							
	Lester							
	Répétitions							
	Lester							
	Répétitions							
	Lester							
	Répétitions							
	Lester							
	Répétitions							
	Lester							
	Répétitions							
	Lester							

Cardio

Exercer	Calories	Distance	Temps

Prise d'eau _____

Refroidir _____

Sentiment ☆☆☆☆☆

Remarques

Objectifs pour aujourd'hui _____ Ⓛ Ⓜ Ⓜ Ⓙ Ⓥ Ⓢ Ⓓ

Groupe musculaire _____ Lester _____ Date / Heure _____

Extensible ○ Réchauffer _____

L'entraînement en force

Exercer	Ensemble	1	2	3	4	5	6	7
	Répétitions							
	Lester							
	Répétitions							
	Lester							
	Répétitions							
	Lester							
	Répétitions							
	Lester							
	Répétitions							
	Lester							
	Répétitions							
	Lester							
	Répétitions							
	Lester							
	Répétitions							
	Lester							

Cardio

Exercer	Calories	Distance	Temps

Prise d'eau _____

Refroidir _____

Sentiment ☆☆☆☆☆

Remarques

Objectifs pour aujourd'hui _____   (L) (M) (M) (J) (V) (S) (D)

Groupe musculaire _____ Lester _____ Date / Heure _____

Extensible ◯ Réchauffer _____

L'entraînement en force

Exercer	Ensemble	1	2	3	4	5	6	7
	Répétitions							
	Lester							
	Répétitions							
	Lester							
	Répétitions							
	Lester							
	Répétitions							
	Lester							
	Répétitions							
	Lester							
	Répétitions							
	Lester							
	Répétitions							
	Lester							
	Répétitions							
	Lester							

Cardio

Exercer	Calories	Distance	Temps

Prise d'eau _____

Refroidir _____

Sentiment ☆☆☆☆☆

Remarques

Objectifs pour aujourd'hui _____ L M M J V S D

Groupe musculaire _____ Lester _____ Date / Heure _____

Extensible ◯ Réchauffer _____

L'entraînement en force

Exercer	Ensemble	1	2	3	4	5	6	7
	Répétitions							
	Lester							
	Répétitions							
	Lester							
	Répétitions							
	Lester							
	Répétitions							
	Lester							
	Répétitions							
	Lester							
	Répétitions							
	Lester							
	Répétitions							
	Lester							
	Répétitions							
	Lester							

Cardio

Exercer	Calories	Distance	Temps

Prise d'eau _____

Refroidir _____

Sentiment ☆☆☆☆☆

Remarques

Objectifs pour aujourd'hui _____ Ⓛ Ⓜ Ⓜ Ⓙ Ⓥ Ⓢ Ⓓ

Groupe musculaire _____ Lester _____ Date / Heure _____

Extensible ◯ Réchauffer _____

L'entraînement en force

Exercer	Ensemble	1	2	3	4	5	6	7
	Répétitions							
	Lester							
	Répétitions							
	Lester							
	Répétitions							
	Lester							
	Répétitions							
	Lester							
	Répétitions							
	Lester							
	Répétitions							
	Lester							
	Répétitions							
	Lester							
	Répétitions							
	Lester							

Cardio

Exercer	Calories	Distance	Temps

Prise d'eau _____

Refroidir _____

Sentiment ☆☆☆☆☆

Remarques

Objectifs pour aujourd'hui _____ (L) (M) (M) (J) (V) (S) (D)

Groupe musculaire _____ Lester _____ Date / Heure _____

Extensible ◯ Réchauffer _____

L'entraînement en force

Exercer	Ensemble	1	2	3	4	5	6	7
	Répétitions							
	Lester							
	Répétitions							
	Lester							
	Répétitions							
	Lester							
	Répétitions							
	Lester							
	Répétitions							
	Lester							
	Répétitions							
	Lester							
	Répétitions							
	Lester							
	Répétitions							
	Lester							

Cardio

Exercer	Calories	Distance	Temps

Prise d'eau _____

Refroidir _____

Sentiment ☆☆☆☆☆

Remarques

Objectifs pour aujourd'hui _____ Ⓛ Ⓜ Ⓜ Ⓙ Ⓥ Ⓢ Ⓓ

Groupe musculaire _____ Lester _____ Date / Heure _____

Extensible ◯ Réchauffer _____

L'entraînement en force

Exercer	Ensemble	1	2	3	4	5	6	7
	Répétitions							
	Lester							
	Répétitions							
	Lester							
	Répétitions							
	Lester							
	Répétitions							
	Lester							
	Répétitions							
	Lester							
	Répétitions							
	Lester							
	Répétitions							
	Lester							
	Répétitions							
	Lester							

Cardio

Exercer	Calories	Distance	Temps

Prise d'eau _____

Refroidir _____

Sentiment ☆☆☆☆☆

Remarques

Objectifs pour aujourd'hui _____ (L) (M) (M) (J) (V) (S) (D)

Groupe musculaire _____ Lester _____ Date / Heure _____

Extensible ◯ Réchauffer _____

L'entraînement en force

Exercer	Ensemble	1	2	3	4	5	6	7
	Répétitions							
	Lester							
	Répétitions							
	Lester							
	Répétitions							
	Lester							
	Répétitions							
	Lester							
	Répétitions							
	Lester							
	Répétitions							
	Lester							
	Répétitions							
	Lester							
	Répétitions							
	Lester							

Cardio

Exercer	Calories	Distance	Temps
_____			
_____			
_____			
_____			

Prise d'eau _____

Refroidir _____

Sentiment ☆☆☆☆☆

Remarques

Objectifs pour aujourd'hui _____ Ⓛ Ⓜ Ⓜ Ⓙ Ⓥ Ⓢ Ⓓ

Groupe musculaire _____ Lester _____ Date / Heure _____

Extensible ◯ Réchauffer _____

L'entraînement en force

Exercer	Ensemble	1	2	3	4	5	6	7
	Répétitions							
	Lester							
	Répétitions							
	Lester							
	Répétitions							
	Lester							
	Répétitions							
	Lester							
	Répétitions							
	Lester							
	Répétitions							
	Lester							
	Répétitions							
	Lester							
	Répétitions							
	Lester							

Cardio

Exercer	Calories	Distance	Temps
_____			
_____			
_____			
_____			

Prise d'eau _____

Refroidir _____

Sentiment ☆☆☆☆☆

Remarques

Objectifs pour aujourd'hui _____   Ⓛ Ⓜ Ⓜ Ⓙ Ⓥ Ⓢ Ⓓ

Groupe musculaire _____ Lester _____ Date / Heure _____

Extensible ◯ Réchauffer _____

L'entraînement en force

Exercer	Ensemble	1	2	3	4	5	6	7
	Répétitions							
	Lester							
	Répétitions							
	Lester							
	Répétitions							
	Lester							
	Répétitions							
	Lester							
	Répétitions							
	Lester							
	Répétitions							
	Lester							
	Répétitions							
	Lester							
	Répétitions							
	Lester							

Cardio

Exercer	Calories	Distance	Temps

Prise d'eau _____

Refroidir _____

Sentiment ☆☆☆☆☆

Remarques

Objectifs pour aujourd'hui _____   (L) (M) (M) (J) (V) (S) (D)

Groupe musculaire _____ Lester _____ Date / Heure _____

Extensible ◯ Réchauffer _____

L'entraînement en force

Exercer	Ensemble	1	2	3	4	5	6	7
	Répétitions							
	Lester							
	Répétitions							
	Lester							
	Répétitions							
	Lester							
	Répétitions							
	Lester							
	Répétitions							
	Lester							
	Répétitions							
	Lester							
	Répétitions							
	Lester							
	Répétitions							
	Lester							

Cardio

Exercer

	Calories	Distance	Temps

Prise d'eau _____

Refroidir _____

Sentiment ☆☆☆☆☆

Remarques

Objectifs pour aujourd'hui _____   (L) (M) (M) (J) (V) (S) (D)

Groupe musculaire _____   Lester _____   Date / Heure _____

Extensible ◯ Réchauffer

L'entraînement en force

Exercer	Ensemble	1	2	3	4	5	6	7
	Répétitions							
	Lester							
	Répétitions							
	Lester							
	Répétitions							
	Lester							
	Répétitions							
	Lester							
	Répétitions							
	Lester							
	Répétitions							
	Lester							
	Répétitions							
	Lester							
	Répétitions							
	Lester							

Cardio

Exercer	Calories	Distance	Temps

Prise d'eau _____

Refroidir _____

Sentiment ☆☆☆☆☆

Remarques

Objectifs pour aujourd'hui _____   (L) (M) (M) (J) (V) (S) (D)

Groupe musculaire _____   Lester _____   Date / Heure _____

Extensible ◯ Réchauffer _____

L'entraînement en force

Exercer	Ensemble	1	2	3	4	5	6	7
	Répétitions							
	Lester							
	Répétitions							
	Lester							
	Répétitions							
	Lester							
	Répétitions							
	Lester							
	Répétitions							
	Lester							
	Répétitions							
	Lester							
	Répétitions							
	Lester							
	Répétitions							
	Lester							

Cardio

Exercer	Calories	Distance	Temps

Prise d'eau _____

Refroidir _____

Sentiment ☆☆☆☆☆

Remarques

Objectifs pour aujourd'hui _____ Ⓛ Ⓜ Ⓜ Ⓙ Ⓥ Ⓢ Ⓓ

Groupe musculaire _____ Lester _____ Date / Heure _____

Extensible ◯ Réchauffer _____

L'entraînement en force

Exercer	Ensemble	1	2	3	4	5	6	7
	Répétitions							
	Lester							
	Répétitions							
	Lester							
	Répétitions							
	Lester							
	Répétitions							
	Lester							
	Répétitions							
	Lester							
	Répétitions							
	Lester							
	Répétitions							
	Lester							
	Répétitions							
	Lester							

Cardio

Exercer	Calories	Distance	Temps

Prise d'eau _____

Refroidir _____

Sentiment ☆☆☆☆☆

Remarques

Objectifs pour aujourd'hui _____ (L) (M) (M) (J) (V) (S) (D)

Groupe musculaire _____ Lester _____ Date / Heure _____

Extensible ○ Réchauffer _____

L'entraînement en force

Exercer	Ensemble	1	2	3	4	5	6	7
	Répétitions							
	Lester							
	Répétitions							
	Lester							
	Répétitions							
	Lester							
	Répétitions							
	Lester							
	Répétitions							
	Lester							
	Répétitions							
	Lester							
	Répétitions							
	Lester							
	Répétitions							
	Lester							

Cardio

Exercer	Calories	Distance	Temps

Prise d'eau _____

Refroidir _____

Sentiment ☆☆☆☆☆

Remarques

Objectifs pour aujourd'hui _____   Ⓛ Ⓜ Ⓜ Ⓙ Ⓥ Ⓢ Ⓓ

Groupe musculaire _____   Lester _____   Date / Heure _____

Extensible ⃝ Réchauffer _____

L'entraînement en force

Exercer	Ensemble	1	2	3	4	5	6	7
	Répétitions							
	Lester							
	Répétitions							
	Lester							
	Répétitions							
	Lester							
	Répétitions							
	Lester							
	Répétitions							
	Lester							
	Répétitions							
	Lester							
	Répétitions							
	Lester							
	Répétitions							
	Lester							

Cardio

Exercer	Calories	Distance	Temps

Prise d'eau _____

Refroidir _____

Sentiment ☆☆☆☆☆

Remarques

Objectifs pour aujourd'hui _____   (L) (M) (M) (J) (V) (S) (D)

Groupe musculaire _____   Lester _____   Date / Heure _____

Extensible ◯ Réchauffer _____

L'entraînement en force

Exercer	Ensemble	1	2	3	4	5	6	7
	Répétitions							
	Lester							
	Répétitions							
	Lester							
	Répétitions							
	Lester							
	Répétitions							
	Lester							
	Répétitions							
	Lester							
	Répétitions							
	Lester							
	Répétitions							
	Lester							
	Répétitions							
	Lester							

Cardio

Exercer	Calories	Distance	Temps

Prise d'eau _____

Refroidir _____

Sentiment ☆☆☆☆☆

Remarques

Objectifs pour aujourd'hui _____ Ⓛ Ⓜ Ⓜ Ⓙ Ⓥ Ⓢ Ⓓ

Groupe musculaire _____ Lester _____ Date / Heure _____

Extensible ◯ Réchauffer _____

L'entraînement en force

Exercer	Ensemble	1	2	3	4	5	6	7
	Répétitions							
	Lester							
	Répétitions							
	Lester							
	Répétitions							
	Lester							
	Répétitions							
	Lester							
	Répétitions							
	Lester							
	Répétitions							
	Lester							
	Répétitions							
	Lester							
	Répétitions							
	Lester							

Cardio

Exercer	Calories	Distance	Temps

Prise d'eau _____

Refroidir _____

Sentiment ☆☆☆☆☆

Remarques

Objectifs pour aujourd'hui _____ Ⓛ Ⓜ Ⓜ Ⓙ Ⓥ Ⓢ Ⓓ

Groupe musculaire _____ Lester _____ Date / Heure _____

Extensible ◯ Réchauffer _____

L'entraînement en force

Exercer	Ensemble	1	2	3	4	5	6	7
	Répétitions							
	Lester							
	Répétitions							
	Lester							
	Répétitions							
	Lester							
	Répétitions							
	Lester							
	Répétitions							
	Lester							
	Répétitions							
	Lester							
	Répétitions							
	Lester							
	Répétitions							
	Lester							

Cardio

Exercer	Calories	Distance	Temps

Prise d'eau _____

Refroidir _____

Sentiment ☆☆☆☆☆

Remarques

Objectifs pour aujourd'hui _____   Ⓛ Ⓜ Ⓜ Ⓙ Ⓥ Ⓢ Ⓓ

Groupe musculaire _____ Lester _____ Date / Heure _____

Extensible ◯ Réchauffer _____

L'entraînement en force

Exercer	Ensemble	1	2	3	4	5	6	7
	Répétitions							
	Lester							
	Répétitions							
	Lester							
	Répétitions							
	Lester							
	Répétitions							
	Lester							
	Répétitions							
	Lester							
	Répétitions							
	Lester							
	Répétitions							
	Lester							
	Répétitions							
	Lester							

Cardio

Exercer	Calories	Distance	Temps

Prise d'eau _____

Refroidir _____

Sentiment ☆☆☆☆☆

Remarques

Objectifs pour aujourd'hui _____   Ⓛ Ⓜ Ⓜ Ⓙ Ⓥ Ⓢ Ⓓ

Groupe musculaire _____ Lester _____ Date / Heure _____

Extensible ◯ Réchauffer _____

L'entraînement en force

Exercer	Ensemble	1	2	3	4	5	6	7
	Répétitions							
	Lester							
	Répétitions							
	Lester							
	Répétitions							
	Lester							
	Répétitions							
	Lester							
	Répétitions							
	Lester							
	Répétitions							
	Lester							
	Répétitions							
	Lester							
	Répétitions							
	Lester							

Cardio

Exercer

	Calories	Distance	Temps

Prise d'eau _____

Refroidir _____

Sentiment ☆☆☆☆☆

Remarques

Objectifs pour aujourd'hui _____   (L) (M) (M) (J) (V) (S) (D)

Groupe musculaire _____   Lester _____   Date / Heure _____

Extensible ○ Réchauffer _____

L'entraînement en force

Exercer	Ensemble	1	2	3	4	5	6	7
	Répétitions							
	Lester							
	Répétitions							
	Lester							
	Répétitions							
	Lester							
	Répétitions							
	Lester							
	Répétitions							
	Lester							
	Répétitions							
	Lester							
	Répétitions							
	Lester							
	Répétitions							
	Lester							

Cardio

Exercer	Calories	Distance	Temps

Prise d'eau _____

Refroidir _____

Sentiment ☆☆☆☆☆

Remarques

Objectifs pour aujourd'hui _____   Ⓛ Ⓜ Ⓜ Ⓙ Ⓥ Ⓢ Ⓓ

Groupe musculaire _____   Lester _____   Date / Heure _____

Extensible ◯ Réchauffer _____

L'entraînement en force

Exercer	Ensemble	1	2	3	4	5	6	7
	Répétitions							
	Lester							
	Répétitions							
	Lester							
	Répétitions							
	Lester							
	Répétitions							
	Lester							
	Répétitions							
	Lester							
	Répétitions							
	Lester							
	Répétitions							
	Lester							
	Répétitions							
	Lester							

Cardio

Exercer	Calories	Distance	Temps

Prise d'eau _____

Refroidir _____

Sentiment ☆☆☆☆☆

Remarques

Objectifs pour aujourd'hui _____ Ⓛ Ⓜ Ⓜ Ⓙ Ⓥ Ⓢ Ⓓ

Groupe musculaire _____ Lester _____ Date / Heure _____

Extensible ◯ Réchauffer _____

L'entraînement en force

Exercer	Ensemble	1	2	3	4	5	6	7
	Répétitions							
	Lester							
	Répétitions							
	Lester							
	Répétitions							
	Lester							
	Répétitions							
	Lester							
	Répétitions							
	Lester							
	Répétitions							
	Lester							
	Répétitions							
	Lester							
	Répétitions							
	Lester							

Cardio

Exercer	Calories	Distance	Temps

Prise d'eau _____

Refroidir _____

Sentiment ☆☆☆☆☆

Remarques

Printed in April 2023
by Rotomail Italia S.p.A., Vignate (MI) - Italy